ॐ

ॐ त्र्यम्बकं यजामहे सुगन्धिं पुष्टिवर्धनम्।
उर्वारुकमिव बन्धनान् मृत्योर्मुक्षीय मामृतात्॥

कूटस्थित दिव्यचक्षुदर्शित आत्मदर्शन श्रृंखला

ताण्डव क्रिया

शिव ताण्डव स्तोत्रम् रहस्य कुञ्जिका

भगवान् महर्षि हिरण्यगर्भ
लाहिड़ी महाशय
चन्द्रशेखर कुमार
भौतिकी शास्त्र (पञ्चवर्षीय परास्नातक)
भारतीय प्रौद्योगिकी संस्थान, कानपुर

संस्थापक
प्राचीन क्रिया योग संस्थान
कूटस्थिते दिव्यचक्षुदर्शितेन् संचालितः दिव्यः उपक्रमः
सिद्धाश्रमे अवस्थितः मठः

$\TeX$ अमेरिकन मैथेमैटिकल सोसाइटी का व्यापार-चिन्ह है।

METAFONT एडिसन वेस्ली का व्यापार-चिन्ह है।

किसी भी टिप्पणी, सुझाव एवं प्रतिक्रिया के लिए प्रकाशक के निम्न पते, दूरभाष या ई-मेल पर संपर्क करें -

प्राचीन क्रिया योग संस्थान
चन्द्रशेखर कुमार
#४०४, हरी कुञ्ज
सरायढेला, धनबाद
झारखण्ड ८२८१२७, भारतवर्ष
ईमेल ancientkriyayoga@gmail.com
https ://prachin-kriya.github.io/
https ://lahiri-kriya.github.io/
https ://ancientkriya.github.io/

ISBN-13 : 978-9353917272

प्राचीन क्रिया योग ग्रन्थ सूची (संस्कृत-हिन्दी)

(भगवान् महर्षि हिरण्यगर्भ, लाहिड़ी महाशय व चन्द्रशेखर कुमार)

- कबीर गीता रहस्य कुञ्जिका : प्राचीन क्रिया योग तान्त्रिक ग्रन्थ
- ॐकार गीता रहस्य कुञ्जिका : प्राचीन क्रिया योग तान्त्रिक ग्रन्थ
- अवधूत गीता रहस्य कुञ्जिका : प्रथम खण्ड : प्राचीन क्रिया योग तान्त्रिक ग्रन्थ
- मूल क्रिया : प्राचीन गुह्य काली पदार्थ विद्या (निरालम्बोपनिषद्)
- खेचरी क्रिया : प्राचीन गुह्य काली आकाशगामिनी विद्या (व्योमगम्योपनिषद्)
- हनुमान चालीसा कुंजिका : एक रहस्यवादी गृहस्थ का आत्मपुंज
- हनुमान चालीसा रहस्य कुञ्जिका : प्राचीन क्रिया योग तान्त्रिक ग्रन्थ
- वायुपान क्रिया : प्राचीन गुह्य आत्म चिकित्सा सञ्जीवनी विद्या (मधुमेह उन्मूलन विशेष)

अध्याय अनुक्रमणिका

अध्याय अनुक्रमणिका

प्राक्कथन

कूटस्थ उपदिष्ट दशमुखी गूढ़ महाविद्याओं के अर्जन से साधक, भावविहीन प्राणायामाभ्यास के कारण, रावण पद को प्राप्त हो जाता है । इस अवस्था में साधक को मेरुदण्डरुपी हिमालय मध्यस्थित सुषुम्ना नाड़ी के सूक्ष्माग्र सिरे (यही कैलाश है) में विचित्र अभिकम्पन की अनुभूति होती है। तदनन्तर साधक के कूटस्थ में स्थित अङ्गुष्ठ प्रमाण शिवपुरुष की माया से १०८ मुखी ताण्डव क्रिया का अभ्युदय होता है, जिसके भावपूर्वक दृढ़ प्राणायामाभ्यास से साधक शिव पद को सहज ही प्राप्त हो जाता है ।

ये रचना समस्त साधकों को समर्पित है।

सुझाव, प्रतिक्रिया एवं समीक्षा हेतु निर्दिष्ट : ancientkriyayoga@gmail.com.

https ://prachin-kriya.github.io/
https ://lahiri-kriya.github.io/
https ://ancientkriya.github.io/

चन्द्रशेखर कुमार
प्राचीन क्रिया योग संस्थान
जनवरी २०२५

चन्द्रशेखर कुमार भगवान् महर्षि हिरण्यगर्भ के शिष्य हैं । वे **प्राचीन क्रिया योग संस्थान** के मुख्य कार्यकारी अधिकारी (सीईओ) और सह-संस्थापक हैं। वे **एनशिएंट साइंस पब्लिशर्स** के सीटीओ और सह-संस्थापक हैं। वे आईआईटी कानपुर से भौतिकी शास्त्र में (पञ्चवर्षीय) परास्नातक हैं।

लाहिड़ी महाशय महावतार बाबाजी के शिष्य हैं जो भगवान् महर्षि हिरण्यगर्भ के शिष्य हैं ।

अध्यायः १

जटा डमरू तन्त्र

जटाटवी गलज्जलप्रवाह पावितस्थले
गलेऽवलम्ब्य लम्बितां भुजङ्गतुङ्ग मालिकाम्।
डमड्डमड्डमड्डमन्निनाद वड्डमर्वयम्
चकार चण्डताण्डवं तनोतु नः शिवः शिवम् ॥१॥

<u>पदच्छेदः</u>

जटा, अटवी, गलज्, जल, प्रवाह, पावित, स्थले
गले, अवलम्ब्य, लम्बितां, भुजङ्ग, तुङ्ग, मालिकाम्।
डमड्, डमड्, डमड्, डमन्, निनाद, व, ड्, डमर्, वयम्
चकार, चण्ड, ताण्डवं, तनोतु, नः, शिवः, शिवम् ॥१॥

अन्वयः		पदार्थः	अन्वयः		पदार्थः
अटवी	=	(जिन शिव जी की) वन (सदृश)	डमर्	=	(जिनके) डमरू
जटा	=	(सघन) जटा (से)	वयम्	=	बजाने (से व्युत्पन्न)
गलज्	=	बहिर्निःसृत	डमड्	=	डमड्
जल	=	(गङ्गाजी के) जल	डमड्	=	डमड्
प्रवाह	=	प्रवाह (से)	डमड्	=	डमड्
पावित	=	पवित्र	डमन्	=	डम

गले	=	कण्ठ	निनाद	=	(शब्द) निनाद (से सर्वत्र दिशाएँ गुँजायमान है)
स्थले	=	स्थल (में)	चण्ड	=	(जो) प्रचण्ड
अवलम्ब्य	=	अवलम्बित	ताण्डवं	=	ताण्डव (नृत्य)
लम्बितां	=	लटकती हुई	चकार	=	प्रक्रिया (में)
तुङ्ग	=	विशालकाय	तनोतु	=	तल्लीन (हैं)
भुजङ्ग	=	सर्पों (की)	शिवः	=	वे शिवजी
मालिकाम्	=	मालाएँ (सुशोभित हो रही हैं)	नः	=	हमारा
			शिवम्	=	कल्याण करें

अल्पार्थः

जिन शिव जी की वन सदृश सघन जटा से बहिर्निःसृत गङ्गाजी के जल प्रवाह से पवित्र कण्ठ स्थल में अवलम्बित लटकती हुई विशालकाय सर्पों की मालाएँ सुशोभित हो रही हैं, जिनके डमरू बजाने से व्युत्पन्न डमड्-डमड्-डमड्-डम शब्द निनाद से सर्वत्र दिशाएँ गुँजायमान है, जो प्रचण्ड ताण्डव नृत्य प्रक्रिया में तल्लीन हैं, वे शिवजी हमारा कल्याण करें ।

सूक्ष्मार्थः

मनुष्य की जितनी योनियाँ हैं उतनी ही सूक्ष्म नाड़ियाँ हैं अर्थात् एक मनुष्य के शरीर में चौरासी लाख सघन वन सदृश सूक्ष्म जटा स्वरुप नाड़ियाँ अवस्थित होती हैं जिनसे प्राणों का अनवरत सञ्चार सम्पूर्ण काया में होता है । योग की एक विशिष्ट अवस्था में प्राणवायु का प्रवाह ऊर्ध्वगामी हो जाता है एवं कालान्तर में स्वकुम्भक अवस्था में विलुप्त हो जाता है । खेचरी क्रियाभ्यास में संलग्न होते ही अलजिह्वा ऊर्ध्व दिशा में स्थित हो जाती है जोकि शिवलिङ्ग-प्राण प्रतिष्ठा स्वरुप है । ब्रह्मकुण्ड से जीवनदायिनी अमृत-गङ्गा का अनवरत निःसार होता है जिससे कण्ठ विशुद्ध पवित्र हो जाता है, यही विशुद्धि चक्रोदय है ।

इस अवस्था में समस्त सिद्धियाँ सहज करतलगत हो जाती हैं । मेरुदण्ड के द्विशिरों से प्राणवायु के निर्देशित आवाह-प्रवाह से समस्त शरीर में डमड्-डमड्-डमड्-डम शब्द निनाद का प्रादुर्भाव होता है जोकि योगमाया अंश है । इस आवाहन से व्युत्पन्न योगी की लयावस्था में समस्त संसार को लीलने की धारण शक्ति है, यही प्रचण्ड ताण्डव नृत्य है । इस योगावस्था में स्थूल काया की छाया का निर्माण नहीं होता है ।

▲▲▲

ॐ

▼▼▼

अध्यायः २

त्रिनेत्र तन्त्र

जटाकटाहसम्भ्रमभ्रमन्निलिम्पनिर्झरी
विलोलवीचिवल्लरीविराजमानमूर्द्धनि ।
धगद्धगद्धगज्ज्वलल्ललाटपट्टपावके
किशोरचन्द्रशेखरे रतिः प्रतिक्षणं मम ॥२॥

<u>पदच्छेदः</u>

जटा, कटाह, सम्भ्रम, भ्रमन्, निलिम्प, निर्झरी
विलोल, वीचि, वल्लरी, विराजमान, मूर्द्धनि ।
धगद्, धगद्, धगज्, ज्वलल्, ललाटपट्ट, पावके
किशोर, चन्द्रशेखरे, रतिः, प्रति, क्षणं, मम ॥२॥

अन्वयः		पदार्थः	अन्वयः		पदार्थः
जटा	=	(जिन शिव जी की सघन) जटा (रुपी)	ललाटपट्ट	=	(जिनके) ल-लाट (पर)
कटाह	=	(गहन) कूप (में)	धगद्, धगद्, धगज्	=	धगद्, धगद्, धगज् ध्वनि से
सम्भ्रम	=	अतिवेग से उ-ल्लसित (भाव से)	पावके	=	(प्रचण्ड) अग्नि
भ्रमन्	=	भ्रमण (मग्न)	ज्वलल्	=	प्रज्वलित (हो रही है)

निलिम्प	=	देवी	किशोर	=	(एवं जिन्होंने) किशोर (अर्थात् अर्ध)
निर्झरी	=	गङ्गा (की)	चन्द्रशेखरे	=	चन्द्र को अपने शीर्षाग्र पर धारण किया है
विलोल	=	चञ्चल (एवं उन्मद)	प्रति	=	(ऐसे शिवजी के) प्रति
वीचि	=	लहर-तरङ्गे	मम	=	मेरी
वल्लरी	=	लता (सदृश घुँघराले जटा-शिराओं सहित)	रतिः	=	प्रीति
मूर्द्धनि	=	शीश (पर)	क्षणं	=	(प्रति) क्षण (रहे)
विराजमान	=	विराजमान शोभायमान हैं			

अल्पार्थः

जिन शिव जी की सघन जटा रुपी गहन कूप में अतिवेग से उल्लसित भाव से भ्रमण मग्न देवी गङ्गा की चञ्चल एवं उन्मद लहर-तरङ्गे लता सदृश घुँघराले जटा-शिराओं सहित शीश पर विराजमान शोभायमान हैं, जिनके ललाट पर धगद्, धगद्, धगज् ध्वनि से प्रचण्ड अग्नि प्रज्वलित हो रही है एवं जिन्होंने किशोर अर्थात् अर्ध चन्द्र को अपने शीर्षाग्र पर धारण किया है ऐसे शिवजी के प्रति मेरी प्रीति प्रति क्षण रहे ।

सूक्ष्मार्थः

प्राणायाम के सघन व अनवरत अभ्यास से साधक की असंख्य सूक्ष्म नाड़ियों में प्रवाहमान चञ्चल प्राणवायु प्राण-शोधन के अनन्तर शनैः शनैः कपाल में अधोस्थित हो जाती है एवं आज्ञा-चक्राग्नि का तप कूटस्थित त्रिनेत्र में प्राण-प्रतिष्ठित हो जाता है । यह पिङ्गला नाड़ी शोधन का परिचायक है ।

इड़ा नाड़ी शोधन के परिणामस्वरूप साधक के बिन्दु-स्थल पर घनघोर नीरव शान्ति स्थापित हो जाती है, यही अर्द्ध चन्द्रोदय है।

▲▲▲
ॐ
▼▼▼

अध्यायः ३

मेरुदण्ड तन्त्र

धराधरेन्द्रनन्दिनीविलासबन्धुबन्धुर
स्फुरद्दिगन्तसन्ततिप्रमोदमानमानसे ।
कृपाकटाक्षधोरणीनिरुद्धदुर्धरापदि
क्वचिद्दिगम्बरे मनो विनोदमेतु वस्तुनि ॥३॥

<u>पदच्छेदः</u>

धरा, धर, इन्द्र, नन्दिनी, विलास, बन्धु, बन्धुर
स्फुरत्, दिगन्त, सन्तति, प्रमोद, मान, मानसे ।
कृपा, कटाक्ष, धोरणी, निरुद्ध, दुर्धर, आपदि
क्वचिद्, दिगम्बरे, मनो, विनोदम्, एतु, वस्तुनि ॥३॥

अन्वयः		पदार्थः	अन्वयः		पदार्थः
धरा	=	(जो शिवजी) पृथ्वीस्थ	कृपा, कटाक्ष	=	(जिनकी) कृपा-कटाक्ष (मात्र से)
धर	=	पर्वत	दुर्धर	=	दुर्धर (एवं)
इन्द्र	=	राज (हिमालय की)	धोरणी	=	पारम्परिक
नन्दिनी	=	सुपुत्री (श्री पार्वतीजी के सङ्ग)	आपदि	=	आपदा (भी)
बन्धुर	=	मधुर	निरुद्ध	=	निरुद्ध (हो जाती है)

विलास	=	विलास (क्रीड़ा में)	क्वचिद्	=	ऐसे किसी
बन्धु	=	रमे हुए हैं	दिगम्बरे	=	दिगम्बर (शिवजी की आराधना से)
स्फुरत्	=	(जिनके प्राण-)स्फुरण से	वस्तुनि	=	वस्तुतः
दिगन्त	=	सम्पूर्ण ब्रह्माण्ड (के)	मनो	=	(मेरा) मन
सन्तति	=	जनमानस	विनोदम्	=	(सर्वदा) विनोद
प्रमोद, मान	=	प्रमोदमग्न हैं	एतु	=	मग्न (रहे)
मानसे	=	(एवं) अन्तः स्फुरण आह्लादित हैं			

अल्पार्थः

जो शिवजी पृथ्वीस्थ पर्वतराज हिमालय की सुपुत्री श्री पार्वतीजी के सङ्ग मधुर विलास क्रीड़ा में रमे हुए हैं, जिनके प्राण-स्फुरण से सम्पूर्ण ब्रह्माण्ड के जनमानस प्रमोदमग्न हैं एवं अन्तः स्फुरण आह्लादित हैं, जिनकी कृपा-कटाक्ष मात्र से दुर्धर एवं पारम्परिक आपदा भी निरुद्ध हो जाती है, ऐसे किसी दिगम्बर शिवजी की आराधना से वस्तुतः मेरा मन सर्वदा विनोद मग्न रहे ।

सूक्ष्मार्थः

जब योगी शरीरस्थ मेरुदण्ड के मध्यस्थित सुषुम्ना नाड़ी में प्रवाहित प्राणवायु को साधता है तब कालान्तर में प्राणवायु के ऊर्ध्व गामी होते ही सम्पूर्ण शरीर में अन्तः स्फुरण से अनिर्वचनीय परमानन्द का सञ्चार होता है । सुषुम्ना नाड़ी शोधन मात्र से प्राणजन्य समस्त मनोविकारों का समूल नाश हो जाता है । प्राणायाम साधना के दृढ़ अभ्यास से प्राणवायु का

सञ्चार स्थिरशून्य हो जाता है, फलतः चञ्चल मन तिरोहित हो जाता है। यही दिगम्बर अवस्था है।

▲▲▲

ॐ

▼▼▼

अध्यायः ४

कूटस्थ तन्त्र

जटाभुजङ्गपिङ्गलस्फुरत्फणामणिप्रभा
कदम्बकुङ्कुमद्रवप्रलिप्तदिग्वधूमुखे ।
मदान्धसिन्धुरस्फुरत्त्वगुत्तरीयमेदुरे
मनो विनोदमद्भुतं बिभर्तु भूतभर्तरि ॥४॥

<u>पदच्छेदः</u>

जटा, भुजङ्ग, पिङ्गल, स्फुरत्, फणा, मणि, प्रभा
कदम्ब, कुङ्कुम, द्रव, प्रलिप्त, दिक्, वधू, मुखे ।
मदान्ध, सिन्धुर, स्फुरत्, त्वच्, उत्तरीय, मेदुरे
मनो, विनोदम्, अद्भुतं, बिभर्तु, भूत, भर्तरि ॥४॥

अन्वयः		पदार्थः	अन्वयः		पदार्थः
जटा	=	(जिन शिवजी की) जटाओं (में शोभायमान)			
भुजङ्ग	=	सर्पों (के)	मदान्ध	=	(जो शिवजी) मदान्ध
स्फुरत्	=	देदीप्यमान	सिन्धुर	=	गज (की)
पिङ्गल	=	स्वर्णिम	मेदुरे	=	मोटी
फणा	=	फण जड़ित	त्वच्	=	त्वचा (सदृश)
मणि	=	मणि	उत्तरीय	=	वस्त्र से

प्रभा	=	(की) प्रभा (से)	स्फुरत्	=	सुशोभित हैं
दिक्	=	(समस्त) दिशाएँ	भूत	=	(जो सर्व) भूतों (के)
वधू	=	वधू	भर्तरि	=	कल्याण (हेतु)
मुखे	=	मुख (सदृश)	बिभर्तु	=	दृढ़ (हैं)
कुङ्कुम	=	कुङ्कुम	अद्भुतं	=	(ऐसे) अद्भुत (शिवजी में)
द्रव	=	द्रव	मनो	=	(मेरा) मन
प्रलिप्त	=	प्रलिप्त (हैं)	विनोदम्	=	(सर्वदा) विनोद (मग्न रहे)

अल्पार्थः

जिन शिवजी की जटाओं में शोभायमान सर्पों के देदीप्यमान स्वर्णिम फण जड़ित मणि की प्रभा से समस्त दिशाएँ वधूमुख सदृश कुङ्कुम द्रव प्रलिप्त हैं, जो शिवजी मदान्ध गज की मोटी त्वचा सदृश वस्त्र से सुशोभित हैं, जो सर्व भूतों के कल्याण हेतु दृढ़ हैं, ऐसे अद्भुत शिवजी में मेरा मन सर्वदा विनोदमग्न रहे ।

सूक्ष्मार्थः

प्राणायामी साधक के अनवरत प्राण शोधन प्रक्रिया से समस्त नाड़ियों में प्रवाहित प्राणवायु ऊर्ध्व गमित होकर भ्रूमध्य स्थित कूटस्थ में दृढ़ स्थित हो जाती हैं । कालान्तर में कूटस्थ के मध्य में एक अद्भुत प्रभा का अभ्युदय होता है जिससे साधक का सम्पूर्ण शरीर रक्त वर्ण से आलोकित हो जाता है । ऐसी अवस्था में साधक योगमाया के प्रभाव से मदमस्त हो उठता है एवं इसी स्थिति में निरन्तर दृढ़ प्रतिज्ञ रहता है । ऐसे योगी के १०८ योजन तक का मार्ग आलोकित हो जाता है ।

▲▲▲

ॐ

▼▼▼

अध्यायः ५

अलजिह्वा तन्त्र

सहस्रलोचनप्रभृत्यशेषलेखशेखर
प्रसूनधूलिधोरणी विधूसराङ्घ्रिपीठभूः ।
भुजङ्गराजमालया निबद्धजाटजूटकः
श्रियै चिराय जायतां चकोरबन्धुशेखरः ॥५॥

पदच्छेदः

सहस्र, लोचन, प्रभृति, अशेष, लेख, शेखर
प्रसून, धूलि, धोरणी, विधूसर, अङ्घ्रि, पीठ, भूः ।
भुजङ्ग, राज, मालया, निबद्ध, जाट, जूटकः
श्रियै, चिराय, जायतां, चकोर, बन्धु, शेखरः ॥५॥

अन्वयः		पदार्थः	अन्वयः		पदार्थः
सहस्र	=	सहस्र	जाट	=	(जिन शिवजी ने अपनी) जटा
लोचन	=	नेत्र (युक्त इ-न्द्र, विष्णु)	जूटकः	=	जूटों को
प्रभृति	=	इत्यादि	भुजङ्ग	=	सर्प
अशेष	=	असंख्य (देव-ताओं के)	राज	=	राज (वासुकि की)
शेखर	=	शीश (में ज-ड़ित)	मालया	=	माला (से)
प्रसून	=	पुष्पों (की)	निबद्ध	=	बाँध रखा है

धूलि	=	(पराग) धूलि (की)	शेखरः	=	(जिनके) शिखर (पर)
धोरणी	=	असंख्य	चकोर	=	(चन्द्रप्रभा पानकर्ता) चकोर (पक्षी के)
लेख	=	लकीरों (से)	बन्धु	=	बन्धु (चन्द्रमा)
अङ्घ्रि	=	(जिन शिवजी की) चरण	जायतां	=	शोभायमान (हैं)
भूः	=	भूमि	चिराय	=	(ऐसे शिवजी हमें) चिरकाल तक
विधूसर	=	धूसर वर्ण युक्त (हो गई है)	श्रियै	=	श्री(सम्पदा प्रदान करें)

अल्पार्थः

सहस्र नेत्रयुक्त इन्द्र, विष्णु इत्यादि असंख्य देवताओं के शीश में जड़ित पुष्पों की पराग धूलि की असंख्य लकीरों से जिन शिवजी की चरण भूमि धूसर वर्ण युक्त हो गई है, जिन शिवजी ने अपनी जटाजूटों को सर्पराज वासुकि की माला से बाँध रखा है, जिनके शिखर पर चन्द्रप्रभा पानकर्ता चकोर पक्षी के बन्धु चन्द्रमा शोभायमान हैं, ऐसे शिवजी हमें चिरकाल तक श्रीसम्पदा प्रदान करें ।

सूक्ष्मार्थः

क्रिया के नियमित चरणों के अभिपादन स्वरुप उपयुक्त देवपद की प्राप्ति होती है । सहस्र कामनाओं के स्वामी योगी इन्द्र पद को उपलब्ध हो जाते हैं । सृजन तत्त्व पर विजय प्राप्त करते ही विष्णुपद प्राप्त हो जाता है । अनवरत क्रियाभ्यास से असंख्य पदों के स्वामी योगी का शरीर धूसर वर्ण का हो जाता है । विशिष्ट कामनाओं के अधिष्ठाता वासुकि हैं जोकि शरीरस्थ मेरुदण्ड है जिसमें समस्त नाड़ियाँ समाहित-सञ्चालित हैं । खेचरी क्रियाभ्यास प्रक्रिया में दृढ़ भाव से लिप्त योगी की जिह्वा के अग्र शिरे के स्तम्भ पर आधारित अलजिह्वा के ऊर्ध्व होते

ही ब्रह्मकुण्ड से निःसृत शीतल अमृत रस का आस्वादन प्रारम्भ हो जाता है। फलतः साधक चिरकाल पर्यन्त श्रीयुक्त रहता है। अलजिह्वा की इस अवस्था को चन्द्र-घण्टा की सञ्ज्ञा दी गई है जोकि शिवलिङ्ग की माया है।

▲▲▲

ॐ

▼▼▼

अध्यायः ६

कापालिक तन्त्र

ललाटचत्वरज्वलद्धनञ्जयस्फुलिङ्गया
निपीतपञ्चसायकं नमन्निलिम्पनायकम् ।
सुधामयूखरेखया विराजमानशेखरं
महः कपालि सम्पदे सरिज्ञटालमस्तु नः ॥६॥

<u>पदच्छेदः</u>

ललाट, चत्वर, ज्वलत्, धनञ्जय, स्फुलिङ्गया
निपीत, पञ्च, सायकं, नमन्, निलिम्प, नायकम् ।
सुधा, मयूख, रेखया, विराजमान, शेखरं
महः, कपालि, सम्पदे, सरिज्, जटालम्, अस्तु, नः ॥६॥

अन्वयः		पदार्थः	अन्वयः		पदार्थः
ललाट	=	(जिन शिवजी ने) ललाट (रुपी)	शेखरं	=	(जिन शिवजी के) शिखर (पर)
चत्वर	=	आँगन (में)	सुधा	=	अमृत (रुपी)
ज्वलत्	=	धधकती हुई	मयूख	=	किरण
धनञ्जय	=	(प्रचण्ड) अग्नि (की)	रेखया	=	रेखाओं (के स्वामी च-न्द्रमा)
स्फुलिङ्गया	=	चिन्गारी (मा-त्र) से	विराजमान	=	विराजमान (हैं)

पञ्च	=	(कामदेव के) पञ्च	महः, कपालि	=	(जो) महा कापालिक (हैं)
सायकं	=	(वासना) तीरों (को)	जटालम्	=	(जिनके) जटाजूट (में)
निपीत	=	(कामदेव सहित) भस्मीभूत (कर दिया था)	सरिज्	=	सरिता (गङ्गाजी विराजमान हैं)
निलिम्प	=	(जिनको) देवों के	नः	=	(ऐसे शिवजी) हमें
नायकम्	=	नायक (इन्द्रादि भी)	सम्पदे	=	(अकूत) सम्पदा
नमन्	=	नमन (करते हैं)	अस्तु	=	प्रदान करें

अल्पार्थः

जिन शिवजी ने ललाट रुपी आँगन में धधकती हुई प्रचण्ड अग्नि की चिन्गारी मात्र से कामदेव के पञ्च वासना तीरों को कामदेव सहित भस्मीभूत कर दिया था, जिनको देवों के नायक इन्द्रादि भी नमन करते हैं, जिन शिवजी के शिखर पर अमृतरुपी किरण रेखाओं के स्वामी चन्द्रमा विराजमान हैं, जो महा कापालिक हैं, जिनके जटाजूट में सरिता गङ्गाजी विराजमान हैं, ऐसे शिवजी हमें अकूत सम्पदा प्रदान करें ।

सूक्ष्मार्थः

कूटस्थ में प्राणवायु के विलय होते ही कामनाओं का समूल नाश हो जाता है । कूटस्थ बिन्दु को ही प्रलय बिन्दु की भी सञ्ज्ञा दी गई है ।

कामनाओं की उत्पत्ति मन से होती है एवं चञ्चल प्राणवायु से ही मन का अस्तित्व है । खेचरी क्रियाभ्यास से अमृतपान कर साधक अमरत्त्व को प्राप्त हो जाता है ।

जिस साधक ने सम्पूर्ण प्राणवायु को अपने कपाल में धारण कर लिया हो, वही महा कापालिक है । ऐसे साधक की नाड़ियों

में प्राणशोधक वायुरक्त का सञ्चार होता है एवं साधक काल सम्पति का स्वामी बन जाता है।

▲▲▲

ॐ

▼▼▼

अध्यायः ७

भस्म तन्त्र

करालभालपट्टिकाधगद्धगद्धगज्ज्वलद्
धनञ्जयाहुतीकृतप्रचण्डपञ्चसायके ।
धराधरेन्द्रनन्दिनीकुचाग्रचित्रपत्रक
प्रकल्पनैकशिल्पिनि त्रिलोचने रतिर्मम ॥७॥

<u>पदच्छेदः</u>

कराल, भाल, पट्टिका, धगद्, धगद्, धगद्, ज्वलद्
धनञ्जय, आहुती, कृत, प्रचण्ड, पञ्च, सायके ।
धरा, धरेन्द्र, नन्दिनी, कुचाग्र, चित्र, पत्रक
प्रकल्पन, एक, शिल्पिनि, त्रिलोचने, रतिः, मम ॥७॥

अन्वयः		पदार्थः	अन्वयः		पदार्थः
कराल	=	(जिनके) भयङ्कर	धरा	=	(जो शिवजी) पृथ्वीस्थ
भाल	=	मस्तक (की)	धरेन्द्र	=	हिमालय (की)
पट्टिका	=	सतह (पर स्थित त्रिनेत्र से)	नन्दिनी	=	सुपुत्री (पार्वती के)
धगद्, धगद्, धगद्	=	धधकती हुई	कुचाग्र	=	कुचाग्रों (पर)

ज्वलद्, धन- ञ्जय, प्रचण्ड	=	प्रचण्ड ज्वा- लाग्नि (में)	चित्र, पत्रक	=	(अद्भुत) चित्र- कारी में दक्ष (हैं)
पञ्च	=	पञ्च	एक	=	(ऐसे) अद्वि- तीय
सायके	=	(वासना) श्वासतीरों (के स्वामी कामदेव)	त्रिलोचने, प्रक- ल्पन, शि- ल्पिनि	=	त्रिनेत्रधारी प्रखर शिल्प- कार शिवजी (में)
आहुती	=	भस्मीभूत	मम	=	मेरा (मन स- र्वाङ्गरूपी)
कृत	=	हो गए थे	रतिः	=	सदैव प्रीतिमय रहे

अल्पार्थः

जिनके भयङ्कर मस्तक की सतह पर स्थित त्रिनेत्र से धधकती हुई प्रचण्ड ज्वालाग्नि में पञ्च वासना-श्वासतीरों के स्वामी कामदेव भस्मीभूत हो गए थे, जो शिवजी पृथ्वीस्थ हिमालय की सुपुत्री पार्वती के कुचाग्रों पर अद्भुत चित्रकारी में दक्ष हैं, ऐसे अद्वितीय त्रिनेत्रधारी प्रखर शिल्पकार शिवजी में मेरा मन सर्वाङ्गरूपी सदैव प्रीतिमय रहे ।

सूक्ष्मार्थः

इड़ा, पिङ्गला एवं सुषुम्ना नाड़ियों में प्रवाहित प्राणवायु ऊर्ध्वगमित होकर भ्रूमध्यस्थित जिस स्थल पर विलीन हो जाती है वहाँ त्रिनेत्र खुल जाता है जिसके तप से समस्त कामनाओं का समूल विनाश हो जाता है । काम का अन्त होते ही सम्पूर्ण शरीर का रक्त भस्म वर्ण रञ्जित हो जाता है । काम अवशेष ही भस्म है, जिसमें दिव्य स्पन्दन है । भस्म को पञ्च तत्त्व का विलय स्वरुप भी माना गया है । उज्जायी प्राणायाम में दक्ष योगी इड़ा एवं पिङ्गला नाड़ियों में प्रवाहित प्राणवायु के प्रवाह के संग

मनोकूल क्रीड़ा करता है । इस विलक्षण योगक्रीड़ा में साधक कालातीत भाव से संलग्न रहता है ।

▲▲▲
ॐ
▼▼▼

अध्यायः ८

कण्ठ तन्त्र

नवीनमेघमण्डली निरुद्धदुर्धरस्फुरत्
कुहूनिशीथिनीतमः प्रबन्धबद्धकन्धरः ।
निलिम्पनिर्झरीधरस्तनोतु कृत्तिसुन्दरः
कलानिधानबन्धुरः श्रियं जगद्धुरन्धरः ॥८॥

<u>पदच्छेदः</u>

नवीन, मेघ, मण्डली, निरुद्ध, दुर्धर, स्फुरत्
कुहू, निशीथिनी, तमः, प्रबन्ध, बद्ध, कन्धरः ।
निलिम्प, निर्झरी, धरस्, तनोतु, कृत्ति, सुन्दरः
कला, निधान, बन्धुरः, श्रियं, जगत्, धुरन्धरः ॥८॥

अन्वयः		पदार्थः	अन्वयः		पदार्थः
कन्धरः	=	(जिनका) कण्ठ	निलिम्प	=	(जिन्होंने) देवी
नवीन	=	नवीन	निर्झरी	=	गङ्गा (को)
मेघ	=	मेघों (की)	धरस्	=	(अपनी जटाओं में) धारण किया है
मण्डली	=	मण्डली (से)	कृत्ति	=	(जो) मृगचर्म
निरुद्	=	आच्छादित	तनोतु	=	ओढ़ने (से)
दुर्धर	=	दुर्धर	सुन्दरः	=	शोभायमान (हैं)

स्फुरत्	=	(एवं प्रचण्ड) स्पन्दमान (है)	कला, निधान	=	(जो) कलानिधान (चन्द्रमा के)
कुहू	=	(तथा) घन-घोर (अमावस्या की)	बन्धुरः	=	बन्धु (हैं)
निशीथिनी	=	अर्द्ध रात्रि	जगत्, धुर-न्धरः	=	(ऐसे) जगत के धुरन्धर (श्री शिवजी)
तमः, प्रबन्ध	=	(के) निविड़तम प्रबन्ध (से)	श्रियं	=	(सर्वजन को) श्री (प्रदान करें)
बद्ध	=	बद्ध (सुसज्जित है)			

अल्पार्थः

जिनका कण्ठ नवीन मेघों की मण्डली से आच्छादित, दुर्धर एवं प्रचण्ड स्पन्दमान है तथा घनघोर अमावस्या की अर्द्ध रात्रि के निविड़तम प्रबन्ध से बद्ध सुसज्जित है, जिन्होंने देवी गङ्गा को अपनी जटाओं में धारण किया है, जो मृगचर्म ओढ़ने से शोभायमान हैं, जो कलानिधान चन्द्रमा के बन्धु हैं, ऐसे जगत के धुरन्धर श्री शिवजी सर्वजन को श्री प्रदान करें ।

सूक्ष्मार्थः

गुह्य प्राणायाम की एक विशिष्ट साधना में योगी के कण्ठ का वर्ण नील श्याम वर्ण का हो जाता है। इस अवस्था में कण्ठस्थित प्राणवायु का प्रवाह चक्र सुदर्शन चक्र सदृश हो जाता है ।

ब्रह्मकुण्ड का अमृत नाड़ियों के अग्र सिरे में प्राण प्रतिष्ठित हो जाता है। साधक के शरीर का ऊर्ध्व भाग मृगचर्म के वर्ण का हो जाता है ।

साधक के बिन्दु स्थल पर चन्द्रकला सदृश आकृतियों का दर्शन होता है ।

साधक के सम्पूर्ण शरीर का भार शून्य हो जाता है।

▲▲▲
ॐ
▼▼▼

अध्यायः ९

संहार तन्त्र

प्रफुल्लनीलपङ्कजप्रपञ्चकालिमप्रभा
वलम्बिकण्ठकन्दलीरुचिप्रबद्धकन्धरम् ।
स्मरच्छिदं पुरच्छिदं भवच्छिदं मखच्छिदं
गजच्छिदान्धकच्छिदं तमन्तकच्छिदं भजे ॥९॥

<u>पदच्छेदः</u>

प्रफुल्ल, नील, पङ्कज, प्रपञ्च, कालिम, प्रभा
वलम्बि, कण्ठ, कन्दली, रुचि, प्रबद्ध, कन्धरम् ।
स्मरत्, छिदम्, पुरत्, छिदम्, भवत्, छिदम्, मखत्, छिदम्
गजत्, छिद्, अन्धकत्, छिदम्, तमन्तकत्, छिदम्, भजे ॥९॥

अन्वयः		पदार्थः	अन्वयः		पदार्थः
प्रफुल्ल	=	पूर्णतः खिले हुए	स्मरत्, छिदम्	=	कामदेव के भस्मकर्ता
नील, पङ्कज	=	नीलकमल (की)	पुरत्, छिदम्	=	त्रिपुरासुर विनाशक
प्रपञ्च	=	विस्तृत	भवत्, छिदम्	=	भव संसार संहारक
कालिम	=	श्यामल	मखत्, छिदम्	=	दक्षयज्ञ विनाशक
प्रभा, वलम्बि	=	प्रभा स्वरूप	गजत्, छिद्	=	गजासुर वधकर्ता

कण्ठ	=	कण्ठ (की)	अन्धकत्, छिदम्	=	अन्धक राक्षस को त्रिशूल से भेदनेवाले
कन्दली	=	सुन्दर	तमन्तकत्, छिदम्	=	यमराज का भी अन्त करनेवाले
रुचि	=	कान्ति (से)	भजे	=	ऐसे शिवजी को सदैव भजता हूँ
प्रबद्ध	=	सुशोभित			
कन्धरम्	=	ग्रीवाधारी			

अल्पार्थः

पूर्णतः खिले हुए नीलकमल की विस्तृत श्यामल प्रभा स्वरूप कण्ठ की सुन्दर कान्ति से सुशोभित ग्रीवाधारी, कामदेव के भस्मकर्ता, त्रिपुरासुर विनाशक, भव संसार संहारक, दक्षयज्ञ विनाशक, गजासुर वधकर्ता, अन्धक राक्षस को त्रिशूल से भेदनेवाले, यमराज का भी अन्त करनेवाले, ऐसे शिवजी को सदैव भजता हूँ ।

सूक्ष्मार्थः

परम योगी पद की अत्यन्त विशिष्टताएं हैं । समुद्र मन्थन से उत्पन्न हलाहल विष को कण्ठ में धारण करने से शिवजी नीलकण्ठ कहलाए । मेरुदण्ड ही मन्दार पर्वत है, श्वास-प्रच्छ्वास का आवागमन (सांसों की धौंकनी) ही रस्सी का आगे-पीछे खींचे जाना है, चञ्चल प्राणवायु ही भव संसार है । प्राणवायु-शोधन ही मन्थन है । विशुद्धि चक्रोदय से साधक की ग्रीवा कान्तिमय हो जाती है । प्राणवायु के स्थिर होते ही मन अर्थात् काम का विनाश हो जाता है । इड़ा, पिङ्गला एवं सुषुम्ना नाड़ियों में प्रवाहित प्राणवायु ही त्रिपुर है । चञ्चल प्राणवायु से ही भव संसार है । भावविहीन प्राणसाधक ही प्रजापति दक्ष है । कपाल में प्राणवायु को धारण करते ही साधक कापालिक पद को प्राप्त हो जाता है, यही गजासुर का अन्त है । इड़ा, पिङ्गला एवं सुषुम्ना नाड़ियों में

प्रवाहित प्राणवायु के भ्रूमध्य पर निरन्तर ठोकर से त्रिनेत्र का अभ्युदय हो जाता है, यही अन्धक भेदन है। खेचरी क्रिया के अभ्यासी काल को जीत लेते हैं, यही यमराज का अन्त है।

▲▲▲

ॐ

▼▼▼

अध्यायः १०

क्रियानाड़ी तन्त्र

अखर्वसर्वमङ्गलाकलाकदम्बमञ्जरी
रसप्रवाहमाधुरीविजृम्भणामधुव्रतम् ।
स्मरान्तकं पुरान्तकं भवान्तकं मखान्तकं
गजान्तकान्धकान्तकं तमन्तकान्तकं भजे ॥१०॥

पदच्छेदः

अखर्व, सर्व, मङ्गला, कला, कदम्ब, मञ्जरी
रस, प्रवाह, माधुरी, विजृम्भणा, मधु, व्रतम् ।
स्मर, अन्तकं, पुर, अन्तकं, भव, अन्तकं, मख, अन्तकं
गज, अन्तक, अन्धक, अन्तकं, तम्, अन्तक, अन्तकं, भजे
॥१०॥

अन्वयः		पदार्थः	अन्वयः		पदार्थः
अखर्व	=	(जो शिव जी) अथाह रूपेण	स्मर, अन्तकं	=	(जो) कामदेव के भस्मकर्ता
सर्व, मङ्गला	=	सर्वमङ्गलदायी	पुर, अन्तकं	=	त्रिपुरासुर विनाशक
कला	=	(चौसठ) कला (में निपुण एवं)	भव, अन्तकं	=	भव संसार संहारक
कदम्ब	=	(चतुर्दश विद्यारूपी) कदम्ब (वृक्ष की)	मख, अन्तकं	=	दक्षयज्ञ विनाशक

मञ्जरी	=	मञ्जरी (के)	गज, अन्तक	=	गजासुर वधकर्ता
रस, प्रवाह	=	रसप्रवाह (के)	अन्धक, अन्तकं	=	अन्धक राक्षस को त्रिशूल से भेदनेवाले
मधु, व्रतम्	=	माधुर्य रसास्वादन में	तम्, अ-न्तक, अन्तकं	=	(एवं) यमराज का भी अन्त करनेवाले हैं
विजृम्भणा	=	भ्रमररूप (अर्थात् सर्वविद्या ज्ञाता हैं)	भजे	=	ऐसे शिवजी को सदैव भजता हूँ

अल्पार्थः

जो शिव जी अथाह रूपेण सर्वमङ्गलदायी चौसठ कला में निपुण एवं चतुर्दश विद्यारूपी कदम्ब वृक्ष की मञ्जरी के रसप्रवाह के माधुर्य रसास्वादन में भ्रमररूप अर्थात् सर्वविद्या ज्ञाता हैं, जो कामदेव के भस्मकर्ता, त्रिपुरासुर विनाशक, भव संसार संहारक, दक्षयज्ञ विनाशक, गजासुर वधकर्ता, अन्धक राक्षस को त्रिशूल से भेदनेवाले एवं यमराज का भी अन्त करनेवाले हैं, ऐसे शिवजी को सदैव भजता हूँ ।

सूक्ष्मार्थः

जब साधक गुरु-उपदिष्ट ६४ क्रियाओं का सम्यक अभ्यास करता है एवं गुरु-निर्दिष्ट १४ नाड़ियों में प्राण का दृढ़ भाव से निरन्तर शोधन करता है तो कालान्तर में ब्रह्मकुण्ड-निःसृत अमृत-पान से कई पदों को प्राप्त हो जाता है यथास्वरूप, काम-संहारक, इड़ा-पिङ्गला-सुषुम्ना-शोधक, मनोजयी, भाव प्राणायामी, कापालिक, त्रिनेत्रधारी, खेचरी क्रिया सम्पादक । तदन्तर क्रिया की परावस्था में दृढ़ भाव से स्थित रहता है ।

▲▲▲

ॐ

▼▼▼

अध्यायः ११

रेचक ध्वनि तन्त्र

जयत्यदभ्रविभ्रमद्भ्रमद्भुजङ्गमश्वसद्
विनिर्गमक्रमस्फुरत्करालभालहव्यवाट् ।
धिमिं धिमिं धिमिं ध्वनन्मृदङ्गतुङ्गमङ्गल
ध्वनिक्रमप्रवर्तितप्रचण्डताण्डवः शिवः ॥११॥

<u>पदच्छेदः</u>

ज्यत्य्, अदभ्र, विभ्रमद्, भ्रमद्, भुजङ्गम, श्वसद्
विनिर्गम, क्रम, स्फुरत्, कराल, भाल, हव्यवाट् ।
धिमिं, धिमिं, धिमिं, ध्वनन्, मृदङ्ग, तुङ्ग, मङ्गल
ध्वनि, क्रम, प्रवर्तित, प्रचण्ड, ताण्डवः, शिवः ॥११॥

अन्वयः		पदार्थः	अन्वयः		पदार्थः
ज्यत्य्	=	(ऐसे शिवजी की) जय हो	धिमिं, धिमिं, धिमिं	=	धिमि, धिमि, धिमि (इत्यादि)
कराल	=	(जिनके) विकराल	ध्वनन्	=	(शब्द) ध्वनि कृत
भाल	=	ललाट (में)	मृदङ्ग	=	मृदङ्ग (की)
अदभ्र	=	अत्यन्त तीव्र	तुङ्ग	=	(अति) उच्च
विभ्रमद्	=	वेग (से)	मङ्गल	=	मङ्गल
भ्रमद्	=	भ्रमण मग्न	ध्वनि	=	ध्वनि
भुजङ्गम	=	सर्पों (के)	क्रम, प्रवर्तित	=	क्रमानुसार

श्वसद्	=	श्वास	प्रचण्ड	=	प्रचण्ड
विनिर्गम	=	बहिर्गमन	ताण्डवः	=	ताण्डव (नृत्य आरम्भ करने-वाले)
क्रम	=	प्रक्रिया (स्व-रुप)	शिवः	=	शिवजी सब देवताओं के शिरोमणि हैं
हव्यवाट्	=	अग्नि			
स्फुरत्	=	प्रज्वलित हो रही है			

अल्पार्थः

ऐसे शिवजी की जय हो जिनके विकराल ललाट में अत्यन्त तीव्र वेग से भ्रमणमग्न सर्पों के श्वास बहिर्गमन प्रक्रियास्वरुप अग्नि प्रज्वलित हो रही है। धिमि, धिमि, धिमि इत्यादि शब्द ध्वनिकृत मृदङ्ग की अति उच्च मङ्गल ध्वनि-क्रमानुसार प्रचण्ड ताण्डव नृत्य आरम्भ करनेवाले शिवजी सब देवताओं के शिरोमणि हैं ।

सूक्ष्मार्थः

कपाल में पूर्ण प्राणवायु को धारण करने वाले योगी को कापालिक की संज्ञा दी गयी है। इस अवस्था में कपालस्थित प्राणवायु को सम्पूर्ण वेग से त्रिनेत्र से बहिर्गमित करने से जो रेचक प्रक्रिया सम्पन्न होती है उससे अदम्य प्राणाग्नि प्रज्वलित हो उठती है एवं धिमि-धिमि शब्द ध्वनि प्रत्युपन्न होती है जिसके ताल पर श्वासों के प्रचण्ड ताण्डव प्रवाह का आरम्भ हो जाता है ।

▲▲▲

ॐ

▼▼▼

अध्यायः १२

तद्भाव तन्त्र

दृषद्विचित्रतल्पयोर्भुजङ्गमौक्तिकस्रजोर्
गरिष्ठरत्नलोष्ठयोः सुहृद्विपक्षपक्षयोः ।
तृणारविन्दचक्षुषोः प्रजामहीमहेन्द्रयोः
समप्रवृत्तिकः कदा सदाशिवं भजाम्यहम् ॥१२॥

पदच्छेदः

दृषत्, विचित्र, तल्पयोः, भुजङ्ग, मौक्तिकस्रजोः
गरिष्ठ, रत्न, लोष्ठयोः, सुहृद्, विपक्ष, पक्षयोः ।
तृण, अरविन्द, चक्षुषोः, प्रजा, महीमहेन्द्रयोः
सम, प्रवृत्तिकः, कदा, सदाशिवं, भजामि, अहम् ॥१२॥

अन्वयः		पदार्थः	अन्वयः		पदार्थः
दृषत्	=	पाषाण (एवं)	तृण	=	तृण (एवं)
विचित्र	=	पुष्प विशेष (निर्मित)	अरविन्द	=	पद्म (सदृश)
तल्पयोः	=	शय्या (विशेष) में	चक्षुषोः	=	नयनों वाली में
भुजङ्ग	=	सर्प (एवं)	प्रजा	=	प्रजा (एवं)
मौक्तिकस्रजोः	=	मोतियों के हार में	महीमहेन्द्रयोः	=	भूलोकाधिपति में
गरिष्ठ	=	अमूल्य	सम	=	सम (भाव)
रत्न	=	रत्न (एवं)	प्रवृत्तिकः	=	प्रवृत्ति धारण कर

लोष्ठयोः	=	मृत्पिण्ड (मिट्टी के ढेले) में	अहम्	=	मैं
सुहृद्	=	मित्र (एवं)	सदाशिवं	=	सदाशिव जी को
विपक्ष, पक्षयोः	=	शत्रु पक्ष में	कदा, भजामि	=	कब भजूँगा

अल्पार्थः

पाषाण एवं पुष्प विशेष निर्मित शय्या (विशेष) में, सर्प एवं मोतियों के हार में, अमूल्य रत्न एवं मृत्पिण्ड (मिट्टी के ढेले) में, मित्र एवं शत्रु पक्ष में, तृण एवं पद्मसदृश नयनों वाली में, प्रजा एवं भूलोकाधिपति में, समभाव प्रवृत्ति धारण कर मैं सदाशिव जी को कब भजूँगा ?

सूक्ष्मार्थः

दृढ़ एवं समभाव से प्राणायाम का अनवरत अभ्यास ही सद्भाव है । अभ्यास के अन्तराल में भिन्न अवस्थाएं उदयास्त होती हैं । साधक इनके प्रति साक्ष्य द्रष्टा भाव रख कर कूटस्थ को प्राप्त हो जाता है ।

▲▲▲

ॐ

▼▼▼

अध्यायः १३

कूटस्थ गमन तन्त्र

कदा निलिम्पनिर्झरीनिकुञ्जकोटरे वसन्
विमुक्तदुर्मतिः सदा शिरःस्थमञ्जलिं वहन् ।
विलोललोललोचना ललामभाललग्नकं
शिवेति मन्त्रमुच्चरन्कदा सुखी भवाम्यहम् ॥१३॥

<u>पदच्छेदः</u>

कदा, निलिम्प, निर्झरी, निकुञ्ज, कोटरे, वसन्
विमुक्त, दुर्मतिः, सदा, शिरः, स्थम्, अञ्जलिं, वहन् ।
विलोल, लोल, लोचना, ललाम, भाल, लग्नकं
शिवेति, मन्त्रम्, उच्चरन्, कदा, सुखी, भवामि, अहम् ॥१३॥

अन्वयः		पदार्थः	अन्वयः		पदार्थः
कदा, अहम्	=	कब मैं	विलोल, लोल	=	अत्यन्त चञ्चल
निलिम्प	=	देवी (गङ्गा)	लोचना	=	नेत्रयुक्त (कामिनियों में)
निर्झरी	=	नदी (के)	ललाम	=	रत्नस्वरूपा (पार्वतीजी के)
निकुञ्ज	=	तटस्थित वन वाटिका (के)	भाल	=	ललाट (पर)

कोटरे	=	अन्तर्देश (में)	लग्नकं	=	अङ्कित
वसन्	=	निवास करता हुआ	शिवेति	=	शिव शिव इति
दुर्मतिः	=	दुर्मति	मन्त्रम्	=	मन्त्र (का)
विमुक्त	=	विमुक्त (होकर)	उच्चरन्	=	उच्चारण करके
शिरः, स्थम्	=	शिर पर	कदा	=	कब
सदा	=	सदैव	सुखी	=	सुखी
अञ्जलिं	=	अञ्जलि	भवामि	=	होऊंगा
वहन्	=	धारण कर			

अल्पार्थः

कब मैं देवी गङ्गानदी के तटस्थित वन वाटिका के अन्तर्देश में निवास करता हुआ, दुर्मति विमुक्त होकर, शिर पर सदैव अञ्जलि धारण कर, अत्यन्त चञ्चल नेत्रयुक्त कामिनियों में रत्नस्वरूपा पार्वतीजी के ललाट पर अङ्कित शिव शिव इति मन्त्र का उच्चारण करके (कब) सुखी होऊंगा ?

सूक्ष्मार्थः

मेरुदण्ड मध्य सुषुम्ना नाड़ी में प्रवाहित ऊर्ध्वगामी प्राणवायु (अर्थात् देवी गङ्गा नदी) जब सुषुम्ना नाड़ी के अग्र सिरे में ॐकार क्षेत्र में स्व-कुम्भित हो जाती है (तटस्थित, अञ्जलि धारित), तब साधक का मन विलुप्त हो जाता है एवं साधक साक्ष्य द्रष्टा भाव से कूटस्थित दृढ़ प्रतिज्ञ हो जाता है। समस्त नाड़ियों में सुषुम्ना नाड़ी को सर्वोत्तम माना गया है। नाड़ियों में प्रवाहित चञ्चल प्राणवायु को चञ्चल नेत्र अलङ्कार से निरूपित किया गया है।

▲▲▲
ॐ
▼▼▼

अध्यायः १४

कपाल भेदन सहस्रार तन्त्र

निलिम्पनाथनागरीकदम्बमौलिमल्लिका
निगुम्फनिर्भरक्षरन्मधूष्णिकामनोहरः।
तनोतु नो मनोमुदं विनोदिनीमहर्निशम्
परिश्रयः परंपदं तदङ्गजत्विषां चयः ॥१४॥

पदच्छेदः

निलिम्प, नाथ, नागरी, कदम्ब, मौलि, मल्लिका
निगुम्फ, निर्भर, क्षरन्, मधु, उष्णिका, मनोहरः।
तनोतु, नो, मनोमुदं, विनोदिनीम्, अहर्निशम्
परिश्रयः, परं, पदं, तदङ्ग, जत्विषां, चयः ॥१४॥

अन्वयः		पदार्थः	अन्वयः		पदार्थः
निलिम्प, नाथ	=	देवेन्द्र (की)	परिश्रयः	=	परमाश्रय
नागरी	=	अप्सराओं (के)	परं, पदं	=	परम पद (वाले)
मौलि	=	शिरों (में गुँथे हुए)	तदङ्ग	=	महादेव जी के अङ्गों (से)
मल्लिका	=	मल्लिका (पुष्प)	जत्विषां	=	उत्पन्न
कदम्ब	=	समूह (के)	चयः	=	(कान्तियों का) समूह

निगुम्फ	=	गुच्छों (से)	नो, विनो-दिनीम्	=	हमारे हर्षोत्पादन हेतु (त-त्पर)
क्षरन्	=	झरते हुए	मनोमुदं	=	मन की प्र-सन्नता का
निर्भर	=	असंख्य	अहर्निशम्	=	रातदिन
मधु	=	परागों (की)	तनोतु	=	विस्तार करें
उष्णिका	=	उष्णता से उ-त्पन्न प्रस्वेद (पसीने) (के कारण)			
मनोहरः	=	मनोहर			

अल्पार्थः

देवेन्द्र की अप्सराओं के शिरों में गुँथे हुए मल्लिका पुष्पसमूह के गुच्छों से झरते हुए असंख्य परागों की उष्णता से उत्पन्न प्रस्वेद (पसीने) के कारण मनोहर, परमाश्रय, परम पद वाले महादेव जी के अङ्गों से उत्पन्न कान्तियों का समूह हमारे हर्षोत्पादन हेतु तत्पर मन की प्रसन्नता का रातदिन विस्तार करें।

सूक्ष्मार्थः

प्राणायाम के दृढ़ एवं अनवरत अभ्यास के कालान्तर में साधक कपाल भेदन सिद्धि को प्राप्त कर लेता है जिसके परिणामस्वरूप उसके जाग्रत सहस्रार चक्र से व्युत्पन्न अन्तःज्वाला से समस्त शरीर कान्तिमय हो जाता है। यही परम पद है, परमाश्रय है, अति मनोहर है। साधक इसी अवस्था में प्रारब्धानुसार रातदिन स्थित रहता है।

▲▲▲

ॐ

▼▼▼

अध्यायः १५

निःशब्द तन्त्र

प्रचण्डवाडवानलप्रभाशुभप्रचारिणी
महाष्टसिद्धिकामिनीजनाऽवहूतजल्पना।
विमुक्तवामलोचनाविवाहकालिकध्वनिः
शिवेति मन्त्रभूषणा जगज्जयाय जायताम् ॥१५॥

<u>पदच्छेदः</u>

प्रचण्ड, वाडवानल, प्रभा, शुभ, प्रचारिणी
महा, अष्ट, सिद्धि, कामिनी, जनाऽवहूत, जल्पना।
विमुक्त, वामलोचना, विवाह, कालिक, ध्वनिः
शिवेति, मन्त्र, भूषणा, जगज्, जयाय, जायताम् ॥१५॥

अन्वयः		पदार्थः	अन्वयः		पदार्थः
प्रचण्ड	=	(जो) प्रचण्ड	शिवेति	=	शिव-शिव इति
वाडवानल	=	समुद्राग्नि (स-दृश)	मन्त्र	=	मन्त्र (ही)
प्रभा	=	प्रकाशमान	भूषणा	=	(जिनके) आभूषण (हैं)
शुभ	=	शुभ	विमुक्त	=	(ऐसी) वि-मुक्त (एवं)

प्रचारिणी	=	प्रचारिणी (एवं)	वामलोचना	=	सुनयना (पार्वती जी के)
महा	=	महा	विवाह	=	विवाह
अष्ट	=	अष्ट	कालिक	=	काल की
सिद्धि	=	सिद्धि	ध्वनिः	=	ध्वनि (से)
कामिनी	=	कामिनी (हैं)	जगज्	=	(सम्पूर्ण) जगत (की)
जनाऽवहूत	=	(जिनके सङ्ग) स्वीकृत (समर्पित) भाव से अनेक (स्त्रियों ने)	जयाय	=	जय
जल्पना	=	भजन-कीर्तन किया है	जायताम्	=	हो

अल्पार्थः

जो प्रचण्ड समुद्राग्नि सदृश प्रकाशमान, शुभप्रचारिणी एवं महा-अष्टसिद्धिकामिनी हैं, जिनके सङ्ग स्वीकृत (समर्पित) भाव से अनेक स्त्रियों ने भजन-कीर्तन किया है, शिव-शिव इति मन्त्र ही जिनके आभूषण हैं, ऐसी विमुक्त एवं सुनयना पार्वती जी के विवाहकाल की ध्वनि से सम्पूर्ण जगत की जय हो।

सूक्ष्मार्थः

कापालिक अवस्था में साधक के कूटस्थ द्वार के पार्श्व भाग में समस्त प्राणवायु का स्थिर-निवास होता हैं एवं अग्र भाग में त्रिनेत्र की प्रचण्ड अग्नि होती है।

ऐसी अवस्था में कुवृत्तियों का समूल विनाश हो जाता है एवं अष्ट सिद्धियाँ सहज ही करतलगत हो जाती हैं।

समस्त नाड़ियों में प्रवाहित सम्पूर्ण प्राणवायु कूटस्थ द्वार पर स्थिर हो जाती है।

यही शिव-शक्ति का मिलन है।

▲▲▲

ॐ

▼▼▼

अध्यायः १६

परावस्था तन्त्र

इदं हि नित्यमेवमुक्तमुत्तमोत्तमं स्तवं
पठन्स्मरन् ब्रुवन्नरो विशुद्धमेति सन्ततम्।
हरे गुरौ सुभक्तिमाशु याति नाऽन्यथा गतिं
विमोहनं हि देहिनां सुशङ्करस्य चिन्तनम् ॥१६॥

पदच्छेदः

इदं, हि, नित्यम्, एवम्, उक्तम्, उत्तमोत्तमं, स्तवं
पठन्, स्मरन्, ब्रुवन्नरो, विशुद्धम्, एति, सन्ततम्।
हरे, गुरौ, सुभक्तिम्, आशु, याति, ना, अन्यथा, गतिं
विमोहनं, हि, देहिनां, सुशङ्करस्य, चिन्तनम् ॥१६॥

अन्वयः		पदार्थः	अन्वयः		पदार्थः
इदं	=	यही (वो)	हरे, गुरौ	=	शिव गुरु (की)
उत्तमोत्तमं	=	उत्तमोत्तम	सुभक्तिम्	=	सुभक्ति (में)
स्तवं	=	(शिव ताण्डव) स्तोत्र (है)	आशु	=	(सहज भाव से) शीघ्र (ही)
एवम्, उक्तम्	=	जो अभ्युक्त है	याति	=	लीन हो जाता है

पठन्	=	(जिसके नित्य) पठन(-पाठन या)	गतिं	=	ऐसी गति प्राप्त करने का
स्मरन्	=	श्रवण (मात्र से)	अन्यथा, ना	=	और कोई उपाय नहीं है
ब्रुवन्नरो	=	प्राणी	सुशङ्करस्य	=	शङ्कर के
विशुद्धम्, एति	=	विशुद्ध	चिन्तनम्, हि	=	ध्यान-चिन्तन (से ही)
सन्ततम्	=	अवस्था को प्राप्त हो जाता है	देहिनां	=	साधक
			विमोहनं	=	(भव सागर के) मायाजाल से मुक्त हो जाता है

अल्पार्थः

यही वो उत्तमोत्तम शिव ताण्डव स्तोत्र है जिसके नित्य पठन-पाठन या श्रवणमात्र से प्राणी विशुद्ध अवस्था को प्राप्त हो जाता है, शिव गुरु की सुभक्ति में सहज भाव से शीघ्र ही लीन हो जाता है ।

ऐसी गति प्राप्त करने का और कोई उपाय नहीं है ।

शङ्कर के ध्यान-चिन्तन से ही साधक भव सागर के मायाजाल से मुक्त हो जाता है ।

सूक्ष्मार्थः

गुरु उपदिष्ट इन क्रियाओं के निरन्तर प्राणायामाभ्यास से साधक कूटस्थ पद को उपलब्ध होकर क्रिया की परावस्था में सहज भाव से दृढ़ स्थित रहता है ।

ऐसी गति प्राप्त करने का और कोई उपाय नहीं है।

भ्रूमध्यस्थित कूटस्थ पर प्राणवायु के विलुप्त होते ही मनोजन्य भव संसार का विनाश हो जाता है क्योंकि चञ्चल प्राणवायु ही मन है।

▲▲▲

ॐ

▼▼▼

अध्यायः १७

स्थिर लक्ष्मी तन्त्र

पूजावसानसमये दशवक्त्रगीतं
यः शम्भुपूजनपरं पठति प्रदोषे ।
तस्य स्थिरां मदगजेन्द्रतुरङ्गयुक्तां
लक्ष्मीं प्रसादसमये प्रददाति शम्भुः ॥१७॥

पदच्छेदः

पूजा, अवसान, समये, दश, वक्त्र, गीतं
यः, शम्भु, पूजन, परं, पठति, प्रदोषे ।
तस्य, स्थिरां, मद, गजेन्द्र, तुरङ्ग, युक्तां
लक्ष्मीं, प्रसाद, समये, प्रददाति, शम्भुः ॥१७॥

अन्वयः		पदार्थः	अन्वयः		पदार्थः
यः	=	जो भी (प्राणी)	तस्य	=	उनको
पूजा	=	पूजा (के)	शम्भुः	=	शिवजी
अवसान	=	अन्त	प्रसाद, समये	=	प्रसन्न होकर
समये	=	समय (में)	मद	=	मदयुक्त
दश	=	दश	गजेन्द्र	=	गजेन्द्र (हाथी)
वक्त्र	=	मुखों वाले (रावण)	तुरङ्ग	=	घोड़े

गीतं	=	(द्वारा विरचित शिव ताण्डव) स्तोत्र (का)	युक्तां	=	सहित
शम्भु, पूजन	=	शिव पूजन के	स्थिरां	=	स्थिर
परं	=	पश्चात्	लक्ष्मीं	=	लक्ष्मी
प्रदोषे	=	सन्ध्या काल में	प्रददाति	=	प्रदान करते हैं
पठति	=	पाठ करता है			

अल्पार्थः

जो भी प्राणी पूजा के अन्त समय में दशमुखों वाले रावण द्वारा विरचित शिव ताण्डव स्तोत्र का शिव पूजन के पश्चात् सन्ध्या काल में पाठ करता है, उनको शिवजी प्रसन्न होकर मदयुक्त गजेन्द्र हाथी, घोड़े सहित स्थिर लक्ष्मी प्रदान करते हैं।

सूक्ष्मार्थः

क्रिया की परावस्था में कालान्तर में साधक कूटस्थित परम पद को प्राप्त हो जाता है। यही स्थिर लक्ष्मी है।

इति ताण्डव क्रियाः

▲▲▲
ॐ
▼▼▼

www.ingramcontent.com/pod-product-compliance
Lightning Source LLC
Chambersburg PA
CBHW022203160726
48282CB00024B/307
9789353917272